ESSAI

SUR LES

DIFFÉRENTS SIÈGES

DU SPASME DE L'URÈTRE

CHEZ L'HOMME

PAR

Le Dr Léon VERDAN

LYON

A. REY IMPRIMEUR-ÉDITEUR DE L'UNIVERSITÉ

4, RUE GENTIL, 4

—

1900

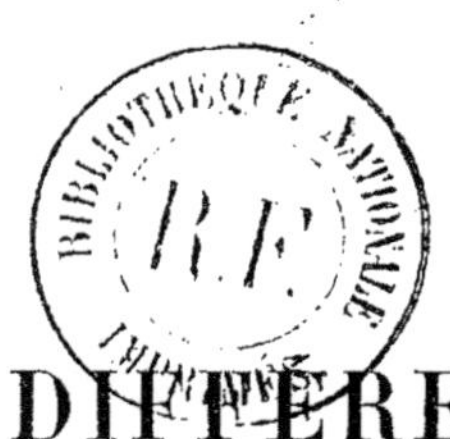

ESSAI

SUR LES

DIFFÉRENTS SIÈGES

DU SPASME DE L'URÈTRE

CHEZ L'HOMME

ESSAI

SUR LES

DIFFÉRENTS SIÈGES

DU SPASME DE L'URÈTRE

CHEZ L'HOMME

PAR

Le Dr Léon VERDAN

LYON

A. REY IMPRIMEUR-ÉDITEUR DE L'UNIVERSITÉ

4, RUE GENTIL, 4

1900

A MON PÈRE

Je dédie ces quelques pages
comme témoignage de ma reconnaissance
et de ma profonde affection.

INTRODUCTION

Le spasme de l'urètre, tour à tour appelé contracture spasmodique, contracture du col de la vessie, rétrécissement spasmodique, déviation spasmodique, a été, de la part des auteurs, l'objet de nombreuses controverses, au sujet de son existence et de son siège. Aujourd'hui, si son existence n'est plus mise en doute, on est loin d'être d'accord sur son siège.

Pour Guyon, le spasme de l'urètre ne peut se manifester que dans la région membraneuse, le spasme du col de la vessie et le spasme de la région spongieuse ne sont que de la congestion.

Le spasme et la congestion ne s'excluant pas forcément, au contraire, nous pensons qu'on a trop donné d'importance au phénomène vasculaire au détriment de la contraction des fibres musculaires qui entourent le canal de l'urètre dans toute sa longueur, et nous essayerons de démontrer qu'elles peuvent partout, à un moment donné, devenir le siège d'un spasme.

Nous aurions désiré donner plus de force à nos

conclusions par des observations expérimentales entreprises dans le laboratoire de la Faculté de médecine, sous la haute direction de M. le professeur agrégé Doyon, malheureusement le temps dont nous disposions ne nous l'a pas permis.

Ceux que la question intéresse apprendront avec plaisir que ces recherches seront reprises par M. Doyon, lui-même.

Nous n'oublierons pas le bienveillant accueil que nous fit M. Doyon et l'empressement avec lequel il mit son laboratoire à notre disposition.

Nous n'oublierons pas non plus l'amabilité avec laquelle, M. le Dr Delore, chef de clinique chirurgicale, nous a toujours reçu et aidé de ses conseils pour la rédaction de ce travail.

M. le Dr Tixier a eu l'extrême obligeance de nous communiquer une des deux observations inédites que nous publions, nous l'en remercions vivement.

M. le professeur Poncet nous fait le très grand honneur d'accepter la présidence de cette thèse, nous lui adressons nos respectueux hommages.

ESSAI

SUR LES

DIFFÉRENTS SIÈGES

DU SPASME DE L'URÈTRE

CHEZ L'HOMME

CHAPITRE PREMIER

DU SPASME DE L'URÈTRE SPONGIEUX

Peu d'auteurs ont donné une définition du spasme de l'urètre, la plupart se sont contentés d'exposer sa nature, ses caractères et ses causes. Amussat le définit ainsi : « On appelle spasme de l'urètre toute contraction involontaire de la partie musculaire de ce canal et même de celle qui est enveloppée par le muscle bulbo-caverneux. »

Pour Voillemier « le spasme de l'urètre est constitué par une contraction morbide passagère et presque toujours douloureuse des fibres musculaires et élastiques qui entrent dans cet organe ».

Pour Spire « le spasme de l'urètre est caractérisé par une contracture passagère involontaire du muscle de Wilson pouvant arrêter temporairement les sondes et déterminer la rétention d'urine. »

Ces différentes définitions varient avec les connaissances anatomiques et physiologiques des auteurs. Tous s'accordent à voir dans le spasme de l'urètre une contraction des fibres musculaires qui entrent dans la composition de ce canal. Voyons donc dans quelle partie de l'urètre il existe des fibres musculaires, qui, par leur action, sont capables d'en obstruer la lumière.

Des fibres striées et des fibres lisses apparaissent autour de l'urètre, les unes dans certaines régions, les autres dans toute la longueur du canal. Occupons-nous d'abord des fibres lisses, qui se voient seulement, de l'avis général, dans la région spongieuse.

John Hunter[1], frappé des alternatives qu'il avait remarquées dans le jet urinaire de certaines personnes et, ne pouvant attribuer ces phénomènes aussi variables à une lésion purement matérielle, en avait conclu que l'urètre, étant susceptible de se dilater et de se rétrécir, possédait des fibres musculaires dans sa paroi. Ses élèves, Bauer et Home, décrivirent des fibres musculaires dans toute l'étendue du canal. Home lut un travail à la société royale de Londres. Il s'exprimait ainsi : « Cette puissance de contraction est commune au canal de l'urètre tout entier, bien qu'à des degrés divers dans les différents endroits. Cette membrane, comme toute membrane musculeuse, est sujette à des contractions spasmodiques, entraînant un resserrement exagéré ; dans cet état, le canal perd le pouvoir de se relâcher jusqu'à la cessation du spasme. » Les adversaires du spasme attachent peu d'importance aux des-

---

[1] Spire, thèse de Paris, 1878.

criptions anatomiques de Bauer et Home, et regardent les faits qu'ils ont avancés comme de pures inventions destinées à corroborer les idées du maître.

Cependant Guthrie et Wilson décrivent des fibres musculaires autour du canal de l'urètre, mais les différents auteurs ne s'accordent pas sur la direction des fibres charnues. Selon les uns, elles sont longitudinales ; selon d'autres, elles sont circulaires. Enfin Bell, Shaw, Morexhi, Barclay, Grœfe, Panizza, etc., nient la muscularité de l'urètre. Shaw fait des recherches d'anatomie comparée, et ne trouve ces fibres, ni sur le cheval, ni sur l'âne, ni sur le taureau.

Civiale, au contraire, dit que « si on examine l'urètre d'un grand animal, d'un cheval par exemple, on le trouve entouré d'une couche musculeuse très épaisse. On aperçoit même dans la partie membraneuse deux couches fort distinctes : l'une extérieure et longitudinale dont les fibres sont circulaires ou légèrement obliques. Cette dernière couche, dont l'épaisseur, supérieure à celle de l'autre, est surtout considérable au col de la vessie, ainsi qu'à la partie membraneuse de l'urètre, s'amincit à mesure qu'on approche de l'extrémité de la verge, où ses fibres, dont la structure est fine et serrée, deviennent de plus en plus molles et blanchâtres, en même temps qu'elles perdent l'aspect musculaire. Fort bien caractérisées d'ailleurs, elles sont circulaires, et vont s'insérer par des extrémités aponévrotiques à la gouttière creusée entre les corps caverneux. »

Par analogie, Civiale dote l'urètre de l'homme des mêmes fibres musculaires, et admet qu'elles peuvent se contracter spasmodiquement dans la portion spongieuse et cite à l'appui le fait suivant : « J'avais soumis un malade, dit-il, à la lithotritie ; un gros fragment s'engagea dans l'urètre au milieu de la portion spongieuse auquel il s'arrêta, et d'où je le retirai après quelques heures de séjour.

« Au bout de quatre heures je fus rappelé auprès du malade, qui, ne pouvant pas uriner, croyait qu'un second fragment s'était arrêté au même endroit. J'introduisis avec précaution une algalie, qui s'arrêta en effet en ce point, mais sans y rencontrer de pierre. Il n'y avait qu'un fort resserrement de l'urètre, dans une étendue de 2 ou 3 lignes. Cette coarctation céda bientôt à une pression douce et graduée de la sonde, et aussitôt, sans que celle-ci pénétrât plus avant, l'urine fut lancée avec tant de force, qu'on ne put la recueillir. »

Mais Leroy d'Etiolles n'admet pas ces fibres musculaires chez l'homme, et ne les a pas trouvées non plus chez le cheval. Voici le résultat de ses recherches : « Des fibres musculaires, qui paraissent être une continuation du bulbo-carverneux, s'étendent sur toute la longueur de la face libre de l'urètre, disposées comme les barbes d'une plume, mais elles sont placées en dehors du tissu spongieux, et l'on n'en voit sous la muqueuse, pas plus que chez l'homme ; c'est ce que nous avons vérifié, MM. Leblanc, Piégu et moi. Ces fibres musculaire ont pour but de rétracter la verge du cheval dans le fourreau. » Plus loin il ajoute : « L'urètre n'a pas de fibres musculaires qui lui soient propres, et la portion spongieuse en est entièrement dépourvue, voilà qui me paraît bien évident. »

Mercier ne croit pas que les parois urètrales contiennent des fibres musculaires intrinsèques qui puissent le retrécir véritablement, aussi refuse-t-il à la portion spongieuse le pouvoir de se contracter spasmodiquement.

Reybard décrit des fibres circulaires, qui, dans la portion spongieuse de l'urètre, forment des séries d'anneaux qui semblent s'insérer à la gouttière inférieure des corps caverneux. Il dit qu'il avait déjà été obligé d'admettre la muscularité de ce canal, pour pouvoir en expliquer les diverses fonctions, et les différents phénomènes qu'on peut y rencontrer. C'est par la contraction de ces fibres qu'il explique la compression des bougies, la difficulté qu'on éprouve souvent à les introduire, l'émission du mucus gonorrhéique, l'expulsion du sperme ou d'un corps étranger quelconque. C'est aussi à cette contraction qu'il attribue les rétrécissements spasmodiques, et va jusqu'à croire que quelques fibres peuvent être atteintes de contracture permanente, et produisent ainsi des rétrécissements bridiformes.

Rouget, dans sa thèse inaugurale, décrit des fibres longitudinales et circulaires sous-muqueuses.

Jarjavay admet des fibres lisses longitudinales dans toute la longueur de l'urètre, à la partie supérieure duquel elles dominent.

Pour Vidal de Cassis, il n'y en aurait que dans la région membraneuse.

D'après Kllöiker, la muquéuse urétrale présente d'abord une coupe longitudinale de tissu conjonctif, riche en fibres élastiques ; au-dessous de cette couche, on rencontre non seulement dans la portion prostatique, mais encore dans la portion membraneuse, des fibres musculaires lisses mélées au tissu fibreux ordinaire. Ces fibres musculaires, moins développées il est vrai dans cette dernière, sont dirigées en long et en travers, elles recouvrent les fibres striées qui composent le muscle urétral. Même dans la portion spongieuse, le tissu sous-muqueux présente encore çà et là des fibres musculaires, et toujours à une certaine profondeur on tombe sur des fibres longitudinales mélangées de tissu musculaire plus ou moins abondant; or ces fibres ne peuvent être envisagées comme appartenant au corps caverneux, car il n'y a point entre elles d'espaces veineux, elles constituent une membrane continue qui forme la limite du tissu spongieux du côté de la muqueuse urétrale.

Voillemier n'a jamais trouvé de fibres musculaires dans les trois premiers centimètres à partir du méat, de là il en décrit de longitudinales, de transversales et d'obliques. « Ces deux derniers ordres de fibres, dit-il, remplissent plus particulièrement le rôle de sphincter, mais elles concourent toutes, en se contractant, à effacer la cavité du canal, et peuvent apporter un obstacle à la sortie de l'urine. »

Hancock, se basant sur des observations anatomiques, soutenait que le spasme pouvait se présenter partout, même au méat autour duquel il décrivait des fibres circulaires disposées comme un véritable petit sphincter. Pour cet auteur, cette contraction pourrait être primitive et indépendante d'une affection semblable dans la portion membraneuse.

Thompson admet des fibres musculaires lisses dans toute la longueur du canal, décrit des fibres circulaires au-dessous de la muqueuse dans la région prostatique, mais, trouvant ces dernières fort peu nombreuses dans le reste du canal, il rejette le spasme de la partie spongieuse ainsi que celui du bulbo-caverneux.

Richet, de même, ne trouvant pas les fibres musculaires de la première portion de l'urètre assez puissantes, en nie le spasme.

D'après Sappey, la tunique musculaire de l'urètre sous-jacente à la tunique muqueuse est formée de faisceaux de fibres lisses, qui affectent tous une direction longitudinale. Ces faisceaux se continuent en arrière avec ceux de la couche réticulée de la vessie. A leur point de départ ils croisent à angle droit le sphincter vésical ; sur la moitié antéro-supérieure de ce sphincter ils forment une couche continue. Mais sur sa moitié postérieure ils sont ordinairement séparés les uns des autres par de très minimes intervalles, au niveau desquels la muqueuse se déprime ; ce sont ces faisceaux, reliés entre eux par la tunique interne de l'urètre, qui constituent les freins du *veru - montanum*.

En parcourant les portions membraneuses et spongieuses, ils produisent par leur juxtaposition une tunique cylindrique, régulière et complète, qui s'étend sans se modifier d'une manière sensible jusqu'au méat urinaire, où elle se termine en s'amincissant.

Cruveilhier rencontre quelquefois à la face externe de la muqueuse, dans la portion spongieuse, des faisceaux longitudinaux de fibres musculaires lisses, mais ils sont loin de former une couche continue. Dans les autres portions de l'urètre, cette face est entourée d'une couche de tissu spongieux, et ce n'est qu'en dehors d'elle qu'on rencontrerait des fibres lisses, longitudinales dans la portion prostatique, annulaires dans la portion membraneuse; ce dernier ordre de fibres ne se prolonge qu'à une petite distance dans la portion spongieuse.

Fort dit qu'au-dessous de la muqueuse on trouve une tunique musculaire dans toute l'étendue du canal. On y rencontre deux sortes de muscles, des muscles lisses et des muscles striés. Les muscles lisses forment deux plans : un plan profond longitudinal et un superficiel circulaire. Les fibres longitudinales semblent faire suite aux fibres du réseau de la couche musculeuse de la vessie, elles sont immédiatement appliquées contre le chorion muqueux, dont le réseau élastique pénètre entre les fibres musculaires. Les fibres circulaires entourent les précédentes, elles sont beaucoup moins nombreuses.

D'après Baunis et Bouchard, la tunique musculaire est constituée par des fibres lisses, très épaisses surtout au niveau de la région membraneuse, et dont la couche interne la plus mince est longitudinale, l'externe circulaire (sphincter urétral involontaire). Dans les régions prostatiques et membraneuses existe, en dehors de cette tunique, une couche épaisse de fibres striées circulaires qui remontent jusqu'à l'orifice vésical et constituent un véritable sphincter urétral volontaire (elles se confondent dans la partie membraneuse avec les fibres musculaires qu'on a décrites sous le nom de muscle orbiculaire de l'urètre). Ces fibres manquent dans la région spongieuse, où, immédiatement en dehors des fibres circulaires lisses, se trouve le tissu érectile propre du corps spongieux de l'urètre.

Gegenbaur pense qu'il y a des fibres lisses longitudinales et circulaires tout le long du canal de l'urètre.

Pour Testut, la tunique cellulo-vasculaire est doublée sur sa face externe par une couche de fibres musculaires lisses, disposées sur deux plans : un plan interne formé par des fibres longitudinales, un plan externe constitué par des fibres circulaires.

Les fibres longitudinales font suite aux fibres de la couche plexiforme de la vessie. Très développées sur la portion prostatique, elles s'atténuent ensuite sur la portion membraneuse. Elles diminuent encore d'importance en passant par la portion spongieuse et, finalement, se confondent avec les éléments musculaires du corps spongieux.

Les fibres circulaires de l'urètre continuent de même les fibres circulaires de la vessie. Très développées en arrière, comme les fibres longitudinales, elles forment, tout autour de la portion initiale de l'urètre, un large anneau qu'on désigne improprement sous le nom de sphincter de la vessie. Mais cet anneau musculaire, par sa situation et par ses rapports, appartient bien plutôt à l'urètre qu'à la vessie. Nous l'appellerons par conséquent sphincter lisse de l'urètre.

Le sphincter lisse de l'urètre n'existe réellement que dans le quart supérieur du canal prostatique. Il s'arrête d'ordinaire à la partie moyenne du *veru montanum*. Au-dessous de ce point et dans tout le reste de l'étendue de l'urètre prostatique, les fibres circulaires sont très rares et à peine visibles; profondément bouleversées par le développement de la prostate, elles ont été rejetées soit à la phériphérie de cet organe, soit dans son épaisseur. La couche des fibres circulaires se reconstitue épaisse et compacte tout autour de l'urètre membraneux. Puis elle se réduit de nouveau en passant par la portion bulbeuse de l'urètre et disparaît bientôt après, en tant que couche distincte : ses faisceaux, profondément dissociés, se sont confondus pour la plupart, comme les faisceaux longitudinaux du reste, avec les autres éléments du corps spongieux.

Dans certains cas, dit Paulet, la contraction spasmodique du muscle de Wilson, ou des fibres propres de l'urètre rétrécit le calibre du canal au point d'empêcher absolument la pénétration de la sonde. C'est principalement dans la portion musculeuse qu'on constate ce resserrement, mais il n'en faudrait pas conclure que cette portion est la seule où il puisse se produire. Il existe dans les parois de l'urètre, sur toute la longueur de la portion spongieuse, des fibres musculaires lisses, dont la contraction suffit pour diminuer très notablement le diamètre du canal.

En résumé, la muscularité des parois de l'urètre spongieux a été niée par Bell, Shaw, Morexhi, Barclay, Grœfe, Panizza etc., mais les dernières recherches des anatomistes et des histologistes ne laissent pas de doute sur l'existence des fibres musculaires lisses qui entrent dans la structure du canal pénien.

Cependant, si ces derniers auteurs ont tous décrit, en

plus ou moins grand nombre, des fibres longitudinales, tous n'ont pas vu des fibres circulaires.

Sappey, Leroy d'Etiolles, Richet, etc., n'en ont jamais rencontré. Voillemier en a vu d'obliques, Thompson de circulaires, mais en si petit nombre, qu'il ne croit pas qu'elles puissent se contracter de manière à produire un spasme, tandis que Reybard, Rodrigues, Fort, Gegenbaur disent qu'il existe autour de l'urètre spongieux, deux couches de fibres musculaires lisses, une couche de fibres longitudinales, une couche de fibres circulaires ; la quantité varie avec chaque auteur. Hancock va jusqu'à décrire un sphincter autour du méat, et Paulet pense qu'il existe dans toute la portion spongieuse des fibres musculaires lisses capables, par leur contraction, de diminuer le diamètre du canal.

Boyer, Lallemand, Velpeau, Berard, Dupuytren, Chopart, et de nos jours, Guépin, Lavaux, Rochet, estiment qu'on peut trouver du spasme au niveau de l'urètre spongieux.

D'ailleurs, comment expliquer ces arrêts subits de la sonde à ce niveau, suivis bientôt après une douce pression, d'un libre passage ?

Par la congestion, nous dira-t-on. Soit, mais la congestion sollicite la contracture. Ne voyons-nous pas tous les jours les fibres musculaires placées au-dessous d'une muqueuse enflammée, devenir le siège d'une contraction spasmodique ? Le spasme de l'orbiculaire, dans la conjonctivite, le ténesme rectal dans la fissure de l'anus en sont les exemples les plus communs.

De plus, il est des cas où la brusquerie des alternatives de constriction et de relâchement des parois du canal ne peuvent s'expliquer que par l'apparition d'un spasme. Si rapide que puisse être une poussée congestive à apparaître ou à s'évanouir, il faut encore un certain temps pour réaliser ces congestions et ces décongestions. Or. ces phénomènes observés sont si fugaces, si mobiles, si variables, non d'un jour à l'autre mais d'un moment à l'autre, que le spasme seul peut les faire comprendre.

D'ailleurs, comment expliquer l'action du chloroforme dans le fait observé par Guépin (obs. IV)? Comment expliquer cette résistance survenant brusquement dans un canal libre, dans le cas rapporté par Boris? L'hypothèse du spasme semble la seule acceptable et vraisemblable.

OBSERVATION I

Spasme de l'urètre spongieux.
(Gazette des hôpitaux, 1897, p. 583, par le D' R. de Bovis).

H..., vingt-deux ans, entré à l'hôpital militaire de Saint-Martin (Paris), en mai 1893, pour une fièvre typhoïde. Pendant la convalescence, alors qu'il se levait déjà, H... est pris de rétention, elle dura une dizaine de jours et nécessita le cathétérisme évacuateur. Nous eûmes l'occasion de le sonder plusieurs fois nous-même. En temps ordinaire, la sonde molle en caoutchouc pénétrait facilement le long de l'urètre jusque dans la vessie, après avoir subi un temps d'arrêt léger et normal dans la région membraneuse, en présence du sphincter. Mais un jour, nous sommes fort surpris, le méat à peine franchi, de n'avancer qu'avec la plus grande difficulté; après un trajet de 2 ou 3 centimètres, notre sonde s'arrêtait, en dépit des tractions opérées simultanément sur la verge. Pensant que notre sonde était insuffisamment lubrifiée, nous la trempons de nouveau dans l'huile phéniquée et, tendant bien la verge, nous essayons de nouveau d'introduire notre sonde. Celle-ci se reploie dans le canal, mais n'avance pas. Nous prenons alors notre sonde de trousse (métallique). Elle est introduite avec prudence, mais il nous suffit d'une pression modérée pour la faire pénétrer jusque dans la vessie. L'urine s'écoula limpide avec une certaine force et non en bavant. Durant le trajet de la sonde, nous n'avons perçu aucun ressaut, aucun frottement, aucune résistance irrégulière. En la retirant, nous éprouvons une résistance légère qui se continue tout le long du canal, et il semblait que la verge voulait en quelque sorte venir après la sonde.

Pas de blennorragie, pas de symptômes antérieurs de rétrécissement.

Cet incident fut d'ailleurs sans durée ni conséquence : le jour suivant, le malade put être sondé à la sonde molle, et deux ou trois après, la rétention disparaissait.

OBSERVATION II

Dr R. de Boris *(ibidem)*.

B..., sous-officier aux sapeurs-pompiers de Paris, trente et un ans.

Ce malade était entré avec des symptômes de myélite ou de méningo-myélite, d'origine grippale, sans doute.

Des symptômes céphaliques vinrent bientôt compliquer sa situation.

Peu de jours après son entrée, cet homme était dans un état d'inconscience complète, il ne poussait que des gémissements ou des sons inarticulés, les membres inférieurs étaient paralysés ou contracturés, les articulations des genoux présentaient un épanchement et des troubles trophiques du squelette ; les membres supérieurs ne présentaient que de la parésie. Rétention d'urine complète qui impose le cathétérisme. Il nous arrivait de le sonder fréquemment nous-même et chaque fois avec la plus grande facilité avec la sonde molle de caoutchouc rouge.

Dans les derniers jours de la maladie, nous ne fûmes pas peu surpris de ne pouvoir pénétrer même dans le méat, ou si faiblement qu'autant n'en pas parler. Il n'existait cependant pas d'atrésie du méat, mais les lèvres étaient exactement accolées l'une à l'autre et il fallait exercer une pression sur le gland pour les évaser. La sonde molle se ployant dès le méat et n'avançant pas, nous introduisons une sonde métallique. Celle-ci entre à frottement et chemine ainsi tout le long du canal jusque dans la vessie. Les urines s'écoulent avec une certaine force, elles n'offraient aucune altération.

Cet état dura vingt-quatre on trente-six heures et disparut ; mais le malade succombait quelques jours plus tard. L'autopsie révéla une simple injection des méninges de l'encéphale et de la moelle. Il ne fut pas fait d'examen histologique.

Ces deux observations, surtout la dernière, seraient la confirmation du sphincter qu'Hancock a décrit autour du méat de l'urètre ; et, quoique Bovis n'ait pas retrouvé la disposition des fibres musculaires observées par Hancock, ne peut-on pas penser qu'il existe parfois des urètres dont la musculature dépasse la moyenne, et dont la contractilité se manifeste quand interviennent des conditions favorables ? Enfin, dans ces deux observations, comme le fait remarquer Bovis, le spasme paraît indéniable. Les replis valvulaires du canal peuvent bien arrêter une sonde à une certaine hauteur mais, ce point franchi, on retrouve la libre pratique. Il en est de même du rétrécissement. De plus, comme le voulait Mercier, si l'expulsion du mucus gonorrhéique et des sondes, l'effacement physiologique de la lumière du canal peuvent être assurés par la seule élasticité des fibres conjonctives qui entrent dans la paroi urétrale, on comprendrait difficilement comment ces mêmes fibres élastiques, dont la fonction serait de maintenir les paroi de l'urètre en contact, pourraient, à un moment donné, non seulement rapprocher ces mêmes parois, mais les resserrer fortement les unes contre les autres. Ce fait ne peut être dû qu'à des fibres musculaires qui sont contractiles. Aussi, disons-nous, avec Bovis. qu'en présence d'une résistance uniforme, survenant brusquement dans un canal libre jusque-là, *l'hypothèse du spasme nous semble la seule vraisemblable et la seule acceptable.*

OBSERVATION III

(Guépin et Reliquet, *Progrès médical*, 1893.)

M.X..., docteur en médecine, étant étudiant en 1861, contracte une première urétrite violente, contre laquelle il emploie les injections au perchlorure de fer. En 1864, nouvelle urétrite soignée de la même façon. De 1865 à 1868 apparaissent des troubles de la miction. Difficulté pour uriner, à chaque instant le malade est obligé de se passer une bougie qui, aussitôt retirée de l'urètre, est suivie d'un jet d'urine. En 1870, l'urétrotomie fut faite par Sédillot. Il y eut de très grandes difficultés pour passer la bougie conductrice, et ce ne fut qu'après cinq jours de préparations que l'opération put être faite. Le résultat immédiat fut une amélioration très notable. Mais, dès 1871, les difficultés pour passer les cathéters étaient déjà très grandes. Mon confrère vint me consulter en 1874. Il ne pouvait uriner qu'à la condition de se passer une petite bougie ; aussitôt qu'elle était retirée, l'urine s'écoulait. Je ne pouvais introduire dans la vessie qu'une bougie n° 6. Je fais la deuxième urétrotomie interne.

A la suite de cette opération, l'état du malade resta bon jusqu'en 1876. A cette époque, les difficultés pour uriner reparurent, le passage des bougies devient de plus en plus difficile, et il survient une orchite droite avec suppuration. Après l'évacuation du pus, l'état de l'urètre s'améliore et le passage des bougies est plus facile. Le malade vient tous les huit à dix jours chez moi, où je lui passe des cathéters Béniqué, sans aller jamais au delà du n° 36 ou 37. Je remarquais que les cathéters, après avoir *franchi le collet du bulbe*, étaient souvent arrêtés *au col de la vessie ;* et plus d'une fois *je dus renoncer à entrer dans la vessie*. Les choses allèrent tant bien que mal, le malade éloigna ses visites de plus en plus.

En 1880, nouvelle orchite, sans suppuration. Encore une fois le passage de la bougie devient nécessaire pour la sortie de l'urine. Je fais à nouveau l'urétrotomie interne. Pour cela, le malade est chloroformé. Pendant l'anesthésie il m'est impossible de passer une bougie plus grosse que celle qui passait pendant l'état de veille.

L'amélioration est notable, le malade vient chez moi tous les huit ou quinze jours, je lui passe des cathéters Béniqué, étant *toujours arrêté de temps en temps, tantôt en avant du bulbe,* mais bien plus souvent en *avant du col vésical*. Après cette opération je ne pus jamais passer que le n° 40 de la filière Béniqué.

Depuis l'opération de 1880, il n'y eut plus d'orchite vraie, mais la vaginale droite était souvent dilatée par une quantité de sérosité limpide assez notable pour qu'il y eût gêne et même douleur. Je soulageais immédiatement le malade en évacuant la vaginale par une ponction faite avec un petit trocart. Pendant cette période de 1880-1888 je fis la ponction de la vaginale au moins trois fois par an. Toujours le liquide a été limpide ; le testicule un peu plus gros, un peu plus dense, n'a jamais présenté aucune nodosité et la ponction de la vaginale a toujours suffi à faire disparaître la gêne éprouvée dans les bourses.

Bientôt le malade éloigna de nouveau ses visites. Il ne venait guère que pour faire ponctionner son hydrocèle. Il me disait ne pas uriner trop mal et, de temps en temps, se passait une bougie, lorsque, en 1888, il me fit appeler. Il éprouvait une douleur violente au périnée, et une très grande difficulté pour uriner. Je constate une tuméfaction occupant une partie moyenne du périnée, sans cependant y trouver de la fluctuation. Le passage de la bougie est difficile, le n° 5 passe avec peine. Après examen du méat qui est placé très haut sur le gland et, en réalité, qui n'est pas d'un diamètre très petit, et d'un cul-de-sac profond en arrière de la commissure du méat, je propose au malade de faire immédiatement le débridement du méat avant l'urétrotomie interne. Je ne donne pas de chloroforme. L'anesthésie du méat obtenu grâce à la cocaïne, j'en fais le débridement. Puis immédiatement la petite bougie conductrice passe avec la plus grande facilité. Elle passe si facilement que je ne puis savoir combien le rétrécissement réel est augmenté par l'*état spasmodique*. Ce n'est que le n° 15 qui est arrêté dans l'urètre. Je fais l'urétrotomie interne, je mets la sonde à demeure, tout se passe régulièrement, mais après que l'urine s'écoule par la sonde et n'a plus de contact avec l'urètre, le phlegmon du périnée ne diminue pas. Je l'ouvre, et il en sort un pus épais, muqueux, non mélangé d'urine. Évidemment c'est là un phlegmon d'une glande périphérique à l'urètre.

Depuis ce débridement du méat (1888), les conditions fonctionnelles de miction chez notre confrère ont été complétement modifiées en bien. Dans la note sur son histoire pathologique qu'il eut la complaisance de m'envoyer en 1890, il me dit : « Depuis les opérations de 1888, l'amélioration a été définitive. Les mictions sont quelquefois un peu fréquentes, mais toujours faciles et sans le secours de bougies. Depuis 1888, et nous sommes actuellement en 1892, soit depuis quatre ans, notre confrère vient me voir tous les mois à peu près, je lui passe d'emblée, sans rencontrer jamais la plus légère difficulté, les n°s 43 et 45 de la filière Béniqué. Plusieurs fois, le malade est resté deux et trois mois sans venir, et, dès sa première visite, j'ai toujours pu passer, et sans difficulté, les n°s 43 et 45 sans qu'il en résultât d'inconvénients.

OBSERVATION IV *(Ibidem)*.

M. X..., cinquante-six ans, vient me consulter le 4 mai 1889. Le prépuce court et étroit comprime le gland, que l'on décalotte et recalotte surtout très difficilement. Le méat étroit a des lèvres dures. Pour uriner, le malade est obligé de relever le gland avec un doigt appliqué contre le frein. Il y a un écoulement abondant de pus, le malade me dit qu'il est habituel. Depuis des années les mictions difficiles sont très fréquentes et depuis il y a de la rétention. Le malade dit n'avoir jamais eu de blennorragie. Il a été opéré de lithotritie en 1872 ; quelques années après, des graviers venant des reins s'arrêtèrent dans l'urètre. En les retirant il y eut des déchirures du canal, dit le malade. Il est probable que lors de la lithotritie il y eut quelques lésions de l'urètre, qui furent la cause de l'arrêt ultérieur des graviers. M. X. a été opéré de l'urétrotomie une première fois à Paris en 1882, une seconde fois en 1883, une troisième fois en province en 1885.

Le 31 mai 1889, le malade étant rentré à la maison de santé, je procède à l'exploration de l'urètre. J'essaie, comme c'est mon habitude, la bougie conique olivaire n° 16, qui est arrêtée d'une façon très nette à la partie moyenne du pénis. Ce jour même, avec les bougies les plus fines, il m'a été impossible de passer, *toujours arrêté dans la portion pénienne du canal*. Le 6 mai, une bougie n° 4 s'engage sans pouvoir franchir ; elle est serrée. Je la laisse en place et le malade peut uriner par-dessus. Le 7 mai je passe une bougie de baleine très fine qui pénètre dans la vessie. Je la laisse en place pendant vingt-quatre heures. Le 8, je passe une bougie en gomme n° 6, je la fixe à demeure et le malade urine par-dessus.

Le 9 mai je donne le chloroforme. Je débride le prépuce par l'incision supérieure. La rétraction du prépuce en arrière du gland est complète et, à ce moment même, l'urine sort largement par la bougie n° 6 qui est en place. Le débridement se fait dans un tissu lardacé, à peine s'il y a du sang du méat. Je retire

la petite bougie, et avant de faire l'urétrotomie, je veux m'assu-
rer de l'état réel de l'urètre. *Une bougie n° 13 passe sans
aucune espèce de difficulté.* La bougie n° 17 passe étant serrée
et arrive dans la vessie. Je fais l'urétrotomie interne avec la
plus grande lame de Maisonneuve. La sonde à demeure est
laissée en place pendant quarante-huit heures. Le 11 mai je la
retire, et la miction se fait avec la plus grande facilité.

Dix jours après l'opération je passe les cathéters Beniqué
n° 42, 45. Le malade apprend à se les passer lui-même.

Ces observations, dit Guépin, démontrent surabon-
damment que ces retrécissements de l'urètre, localisés
dans la région pénienne ou partout ailleurs, peuvent
être le siège de spasmes qui diminuent son calibre et
rendent plus énergiques, plus complets, les troubles
fonctionnels de l'émission de l'urine. Nous savons
cela depuis longtemps. En effet, il n'est pas rare de voir
des retrécissements péniens, relativement peu étroits,
provoquer la rétention d'urine complète sous l'influence d'une cause occasionnelle générale, plus ou
moins marquée. Ainsi les excès de table, les excès de
boissons alcooliques, les longs voyages en chemin de
fer, sont les causes occasionnelles habituelles de la
rétention d'urine chez les individus atteints de rétrécissement.

En dehors de l'état congestif plus ou moins inflam-
matoire localisé au point de l'urètre malade, il y a cer-
tainement *une contraction spasmodique locale*, ainsi
que le démontre le traitement même de la rétention
dans ces cas.

CHAPITRE II.

DU SPASME DE LA RÉGION MEMBRANEUSE

De l'avis même des auteurs qui admettent le spasme dans toute l'étendue de l'urètre, c'est au niveau de la région membraneuse qu'on le rencontre le plus souvent avec ses caractères nets et précis. Les nombreux faisceaux musculaires lisses et striés qu'on trouve dans cet endroit expliquent facilement le fait.

Mais savoir à quel muscle on doit attribuer en particulier cette contraction exagérée, est une question qui n'est pas encore résolue. Ce point d'anatomie est très délicat, varie avec l'habileté de l'anatomiste, peut-être aussi avec la virilité, l'âge, le genre de mort du sujet observé ; aussi les descriptions des muscles du périnée changent-elles avec chaque auteur. Les uns rapportent à un muscle ce qui ne lui appartient pas, les autres prolongent les fibres musculaires au delà de leurs limites vraies ; quelques-uns enfin décrivent comme fibres musculaires des fibres élastiques teintées par le sang de la dissection.

Occupons-nous d'abord du muscle, tour à tour admis et rejeté, dont la contraction est souvent invoquée pour expliquer le spasme de la région membraneuse, nous voulons parler du muscle de Wilson.

« J'ai démontré, dit Wilson, depuis dix années,
l'existence de deux corps charnus très distincts, appartenant à des muscles de forme triangulaire qui, réunis
inférieurement par un tendon commun, tandis que
chacun d'eux possède une attache tendineuse distincte
à la face interne de la symphyse pubienne, sont placés
de telle sorte qu'ils entourent la portion membraneuse
de l'urètre. Le tendon qui appartient exclusivement à
chaque muscle est d'abord arrondi, mais il s'aplatit à
mesure qu'il descend, il se fixe à la partie postérieure
de la symphyse du pubis chez l'adulte, à un 1/8 de
pouce environ au-dessus du bord inférieur de l'arcade
cartilagineuse du pubis, et à une distance à peu près
égale au-dessous de l'insertion du tendon de la vessie,
auquel il est uni, ainsi qu'au tendon du muscle opposé,
par du tissu cellulaire lâche.

« Ce tendon descend d'abord parallèlement à son con-
génère, au contact duquel d'abord il se trouve, puis il
s'élargit bientôt et donne alors naissance à des fibres
charnues qui augmentent aussi de largeur et, arriveés
au voisinage de la partie supérieure de la portion membraneuse de l'urètre, se séparent de celles du côté
opposé, s'isolent sur les parties latérales de cette portion
membraneuse dans toute son étendue, s'incurvent sous
celle-ci, et rencontrent enfin les fibres homologues du
côté opposé, forment avec elles une ligne tendineuse
médiane. »

Cette description de Wilson, dit Cadiat, est complètement imaginaire. Aucun anatomiste n'a rencontré de
semblables dispositions. Et cependant, que d'efforts
n'a-t-on pas fait pour trouver ce muscle si complaisam-

ment décrit et qui n'a jamais existé. Chaque aspect particulier de la couche musculaire de l'urètre qui s'offre aux anatomistes fait imaginer un nouveau muscle de Wilson.

D'après Jarjavay le muscle de Wilson, tel qu'il le décrit, n'existe pas.

Cependant, d'après Sappey, le muscle de Wilson est situé au-dessous de la symphyse pubienne, sur le prolongement du grand axe de cette symphyse, au-dessus et en arrière de la portion bulbeuse de l'urètre. C'est une lamelle rougeâtre, triangulaire ou plutôt rayonnée et mince. Sa base, dirigée en avant, s'attache au ligament sous-pubien par une expansion fibreuse que traversent sur la ligne médiane la veine dorsale profonde de la verge et, latéralement, les artères dorsales et les nerfs correspondants.

Le sommet du muscle, tourné en bas et en arrière, se perd sur l'extrémité antérieure de la portion membraneuse de l'urètre.

La face antérieure du muscle de Wilson, inclinée en bas, semble prolonger celle du muscle de Guthrie, mais occupe en réalité un plan peu profond. Elle est recouverte par une lame fibreuse dépendante de l'aponévrose périnéale moyenne et par le bulbe de l'urètre.

Ce petit muscle est formé de fibres striées. Ses usages n'ont pas encore été bien déterminés. La direction de ses fibres, qui toutes convergent de la symphyse vers l'urètre, semble indiquer qu'il a pour attribution de soutenir ce canal et même de le rapprocher un peu de la symphyse. On comprendra facilement son utilité à

cet égard, si l'on considère que l'urètre est sous-jacent
à un plexus veineux qui, se remplissant et se dilatant
en toute liberté, pourrait modifier assez notablement
sa courbure s'il n'était soutenu par le muscle de Wilson et la lame fibreuse antérieure de ce muscle. N'oublions pas que, dans ses « Recherches sur l'urètre »,
Sappey mettait en doute l'existence du muscle de Wilson, qui, loin d'être alors un sphincter de l'urètre pour le
brillant anatomiste, jouait le rôle d'un muscle dilatateur.

Cadiat, au contraire, soutient que ce muscle est
annulaire, et qu'il représente simplement la fin du
sphincter externe de l'urètre. Paulet dit que ce muscle
n'existe pas et qu'on a pris pour du muscle du tissu
imprégné de sang. Quénu reprend le sujet avec le
microscope et confirme l'opinion de Sappey. Gros
estime que le muscle de Wilson n'est formé que de
fibres à direction transversale, qu'il appelle le sphincter strié de l'urètre. Si l'on a cru si longtemps que les
fibres étaient radiées et perpendiculaires à l'urètre, cela
tient à ce que tirant l'urètre en arrière après avoir mis
le muscle de Wilson à découvert par la face inférieure
du périnée, on tendait en même temps le muscle et on
lui donnait un aspect rayonné. Gros revient, en
somme, à l'opinion de Cadiat. Holl ne donne de ce
muscle qu'une description extrêmement confuse et le
regarde comme une partie détachée du compresseur
urétral décrit par Guthrie. Microscopiquement, les
faits semblent confirmer l'opinion de Sappey adoptée
par Richet et Tillaux.

Le muscle de Wilson, dit Testut, rejeté à tort par
certains auteurs, considéré par d'autres comme une

dépendance du sphincter strié de l'urètre, est un muscle impair, médian, symétrique, situé dans l'angle que forment en se réunissant l'une à l'autre les deux branches ischio-pubiennes.

Sa base, dirigée en haut, s'insère en partie sur le ligament sous-pubien, en partie sur la lame fibreuse qui s'étale au-dessous de ce ligament et que traversent les gros canaux veineux du plexus de Santorini. Son sommet, dirigé en bas et en arrière, se perd sur les parois latérales et inférieures de la portion membraneuse de l'urètre, principalement sur sa paroi inférieure. En raison de la direction de ses fibres, il comprime de bas en haut la portion membraneuse de l'urètre et l'élève vers la symphyse.

Le muscle de Guthrie n'est pas moins discuté que celui de Wilson; d'après Cruveilhier — qui l'appelle transverse profond du périnée — voici comment il faudrait comprendre la disposition de ce muscle. « En arrière de l'urètre, au-dessus du bulbe, les fibres transversales du côté droit et celles du côté gauche s'insèrent sur la ligne médiane à la lame fibreuse médiane, qui reçoit également des fibres du bulbo-caverneux, du releveur de l'anus et du transverse superficiel. Autour de la portion membraneuse de l'urètre, elles se continuent d'un côté à l'autre en se recourbant en arc de cercle autour de la moitié postérieure de la circonférence du canal. Il n'est pas rare de rencontrer au voisinage immédiat de ce dernier de véritables faisceaux annulaires. Aux fibres qui passent au-dessus de l'urètre se rattachent les faisceaux transverses de la prostate.

« La couche de fibres obliques dont la direction prin-
cipale est celle du bord externe du muscle, présente
des faisceaux externes qui s'insèrent de distance en
distance à la paroi osseuse du bassin, circonscrivant
ainsi des espèces de boutonnières musculo-osseuses
dans lesquelles passent les veines profondes ou caver-
neuses du pénis qui gagnent la veine honteuse interne.
En avant, une portion plus ou moins notable de ces fibres
obliques s'insèrent à l'aponévrose moyenne du périnée.

« La couche antéro-postérieure se compose généralement de faisceaux isolés placés au-dessus du bulbe
sur les côtés de l'urètre qu'ils entourent.

« Tous ces faisceaux commencent en arrière à la lame
fibreuse médiane. En avant les plus internes s'insèrent
à la face supérieure du bulbe, celles qui se trouvent
plus en dehors atteignent le tissu fibreux qui occupe
l'angle de réunion des corps caverneux. En arrière,
toutes ces fibres s'insèrent à l'aponévrose moyenne ou
directement à la lame fibreuse médiane du périnée.

« Le plus souvent, ces trois couches sont très difficiles
à reconnaître. Le muscle paraît composé de lames mul-
tiples, entre lesquelles se trouvent les glandes de Cowper
et les veines profondes du pénis, mais dans chaque lame
on voit des faisceaux affectant différentes directions, les
unes parallèles, les autres perpendiculaires aux vais-
seaux, de sorte que l'ensemble offre l'aspect d'un tissu
caverneux à trabécules musculaires striées.

« En avant, le muscle transverse profond se termine
quelquefois par un bord transverse constitué par des
fibres qui vont d'une branche descendante du pubis à
l'autre.

« Ou bien une portion de ses fibres obliques s'insèrent sur l'aponévrose moyenne du périnée, ou bien ses fibres obliques des deux côtés s'unissent à angle, passent sous le bord antérieur de l'aponévrose moyenne, gagnent le dos de la verge et se confondent avec l'enveloppe fibreuse des corps caverneux. C'est cette portion antérieure du muscle transverse profond qui a été décrite sous le nom de muscle de Wilson ou pubio-prostatique, muscle constricteur de l'urètre.

« En arrière, les muscles des deux côtés se confondent l'un avec l'autre par une sorte de raphé.

« Ce muscle a pour action de comprimer le bulbe et la partie membraneuse de l'urètre. »

Le muscle de Guthrie ou transverse profond, dit Testut, aplati et fort mince, comble d'une façon à peu près complète l'espace triangulaire qui se trouve limité en arrière par le muscle transverse superficiel, en dedans par la ligne médiane, en dehors par les branches ischio-pubiennes.

Le muscle de Guthrie naît sur la branche postérieure des branches ischio-pubiennes, en partie par des fibres charnues, en partie par des fibres tendineuses. De là, il se porte en avant et vient se terminer de la façon suivante : ses fibres postérieures, passant en arrière de l'urètre, se fixent au raphé prérectal ; ses fibres antérieures s'insèrent sur les faces latérales et sur la face antérieure de la portion membraneuse de l'urètre, immédiatement en arrière du bulbe.

D'après Richet, le transverse profond, est un plan musculaire étalé, rayonnant de l'urètre vers la branche ischio-pubienne.

Il a la forme d'un triangle, dit Tillaux, dont les fibres s'insèrent de chaque côté à la lèvre interne de la branche ischio-pubienne, et sur la ligne médiane aux parois de la loge fibreuse et à la portion membraneuse.

Sappey refuse à ce muscle les insertions urétrales et bulbaires ; pour lui, le transverse profond ou ischio-urétral s'attache à la lèvre interne des branches ischio-pubiennes d'une part et, d'autre part, à la partie médiane d'une lame fibreuse triangulaire, recouvrant le muscle et qui n'est autre que l'aponévrose moyenne.

D'après Paulet, après avoir enlevé le feuillet de l'apo-névrose moyenne on aperçoit un plan musculaire à fibres striées, s'insérant en dehors sur la lèvre interne de la branche ischio-pubienne. De là, elles se dirigent vers la ligne médiane et forment un triangle dont le sommet s'unit à la face latérale et à la face antérieure de la portion membraneuse tout près du bulbe. Il est l'ho-mologue du transverse urétral des carnassiers.

Enfin Cadiat, sur des nouveau-nés, n'a rien trouvé qu'on puisse décrire sous le nom de muscle de Guthrie ; en dehors de la gaine musculaire de l'urètre, il n'a pas trouvé de muscles extrinsèques allant s'insérer sur les parties périphériques ou sur les os du bassin.

De ses recherches personnelles, poursuivies à l'aide du microscope, Quénu admet qu'il n'y a aucune trace de tissu musculaire à la périphérie du plancher, il n'y a que du tissu fibreux. Le tissu musculaire se trouve ramassé autour du canal de l'urètre, formant dans son ensemble un prisme, à sommet externe, à base appliquée sur l'urètre. Les fibres affectent la disposition circulaire et forment un muscle différent du sphincter urétral et indépendant de l'urètre. Le muscle de Guthrie est un sphincter surajouté au sphincter urétral.

Gros, dans son procédé d'études, débite le périnée en coupes sériées fort minces, et cherche à établir la topographie des plans musculaires. Il trouve des fibres transversales, mais loin en arrière, sans connexion avec l'urètre, se confondant au contraire plus ou moins par leur face inférieure avec le transverse superficiel. Il estime même avec Cadiat que le transverse superficiel n'a pas d'individualité et qu'il a été créé artificiellement aux dépens de ce plan musculaire par les anatomistes. Quant au muscle de Guthrie, il n'existe pas : il y a bien, il est vrai, autour de l'urètre, une série de couches musculaires circulaires, comme le dit Quénu, mais ces fibres ne sont pas distinctes du sphincter urétral ; elles font partie d'un système de fibres circulaires qu'on aperçoit d'abord au niveau de la prostate où elles ne forment qu'un croissant à concavité postérieure, embrassant la paroi antérieure de la prostate et se perdant sur les côtés de cette glande. Au-dessous de la prostate elles forment un anneau complet qui bientôt se renfle sur la partie latérale où elles sont très sinueuses. Cette disposition présente la plus grande exagération au niveau de l'aponévrose moyenne. Après avoir dépassé l'aponévrose moyenne, ou tout au voisinage des corps caverneux, ces fibres se condensent sur la partie supérieure de l'urètre ; plus loin, elles disparaissent sur la paroi supérieure de l'urètre, pour persister à sa paroi inférieure et se continuer là avec les fibres du bulbo-caverneux. Le renflement de l'anneau sphinctérien aux deux extrémités de son diamètre transverse et les flexuosités que décrivent ses fibres, expliquent comment quelques-unes, suivant au moins dans une portion de leur trajet une direction transversale, ont pu faire croire aux anatomistes qu'il existait un muscle à fibres transversales.

De son côté voici ce que dit Holl : c'est une erreur de croire que l'urètre traverse un plan musculaire. La partie membraneuse ne traverse ni une aponévrose ni la couche supérieure du transverse. Cette couche musculaire est placée au-dessus du bulbe, en arrière du point où l'urètre pénètre dans cet organe : l'urètre ne passe qu'à travers son propre constricteur et s'incline dans la face supérieure du bulbe. On peut comparer le transverse profond au mylo-hyoïdien. Il forme, lui aussi, une espèce de diaphragme qui saisit en partie le bord latéral et supérieur du bulbe et reste en partie au-dessus de lui. Ce diaphragme forme la partie du bassin dépourvu de releveur et s'insère à la suite de ce dernier sur la branche de l'ischion.

Pour bien connaître la disposition du muscle, il faut l'examiner sur une coupe sagittale. Après avoir considéré que le muscle prend insertion sur les branches ischio-pubiennes par une lame tendineuse percée d'orifices vasculaires, qui n'est autre que le *ligamentum transpersum pubis*, on verra que de ce tendon partent des fibres musculaires qui enlacent la portion membraneuse. Chez les individus musclés, ces faisceaux, bien que faisant partie d'un même muscle peuvent être divisés sans artifice en quatre couches séparées par du tissu conjonctif.

La première couche, c'est-à-dire la plus élevée, la

plus près du bassin, se caractérise par la direction transversale de ses fibres, elles passent transversalement aussi bien au-dessus qu'au-dessous de la portion membraneuse de l'urètre. Celles qui passent au-dessus se continuent avec une série de faisceaux transversaux qui occupent la face antérieure de la prostate. Celles qui sont en arrière remontent, pour se continuer sur la face antérieure du rectum, avec les fibres longitudinales de cet organe.

La deuxième couche forme une lamelle constituée par des fibres radiées et circulaires. Les fibres circulaires sont particulièrement développées autour de l'urètre membraneux, et adhèrent à sa paroi, c'est un *sphincter*.

La troisième couche est très large chez les individus bien musclés. L'arrangement des fibres est différent.

Les faisceaux de la partie postérieure ont une direction presque transversale d'un côté à l'autre, pendant que les faisceaux de la partie antérieure se portent de dehors et en arrière en dedans et en avant. Ainsi ils courent en avant et croisent l'urètre.

Dans cette couche il y a aussi des faisceaux circulaires qui se confondent en partie avec ceux de la couche précédente et ne peuvent être que difficilement séparés.

La quatrième couche est composée de faisceaux sagittaux, elle ne forme pas une lame, mais une écharpe musculaire, naissant des corps caverneux, elle entoure l'urètre et se perd en arrière dans le septum périnéal, se confondant là avec les autres muscles. Les faisceaux externes de la couche sagittale ne forment pas une

écharpe complète autour de l'urètre, mais seulement
un arc musculaire qui, éloigné de l'urètre, passe
transversalement au-dessus de sa paroi antérieure et
supérieure, cette anse est généralement peu déve-
loppée.

Holl fait d'ailleurs remarquer que ces diverses parties
se déplacent facilement : ce qui explique qu'on puisse
donner aux fibres une inclinaison pour ainsi dire
quelconque et se tromper sur leur direction.

Par la dissection ordinaire, Delbet P. après avoir
enlevé les feuillets inférieur ou superficiel de l'aponévrose moyenne, n'a trouvé en avant que des parties
fibreuses (ligament sous-pubien) ; en arrière, au contraire, un plan d'apparence musculaire qui semble
partir de la partie postérieure du ligament sous-pubien
et se porter autour de l'urètre qu'il déborde largement
en arrière. Sur les côtés, il n'a pas vu de tissu musculaire
le long des branches ischio-pubiennes, mais uniquement
du tissu fibreux.

En condensant ces recherches, on voit que deux points
restent acquis et que la majorité des opinions se ra-
mène à celle de Cadiat : il n'y a pas de fibres musculaires loin de l'urètre, le long des bords de l'ogive
osseuse ; il y a autour de l'urètre des fibres surtout
circulaires plus ou moins indépendantes et formant un
sphincter surajouté.

Amussat, après avoir admis le spasme de la région
membraneuse le rejeta plus tard, pour attribuer à la
phlogose de la muqueuse urétrale l'obstacle que l'on
rencontrait dans le cathétérisme, prétendant que les
chirurgiens en abusaient pour cacher une maladresse.

Mercier, par suite de données anatomiques incomplètes et inexactes, en était arrivé à rejeter le spasme non seulement dans la première partie du canal, mais encore dans la région membraneuse. « La portion membraneuse, dit-il, ne peut se resserrer circulairement ; il s'y opère parfois un mouvement spasmodique capable de ralentir la progression des sondes, mais ce mouvement agit plutôt en changeant la direction du canal qu'en le rétrécissant. » Voici comment il explique ces déformations du canal : « Dans la région bulbeuse, les bulbo-caverneux ne peuvent que l'aplatir de bas en haut ; dans la région membraneuse, les faisceaux, dits muscles de Wilson, le dévient en avant, en l'aplatissant surtout dans le sens antéro-postérieur ; dans la région prostatique, les parties supérieures de ces même faisceaux l'aplatissent d'un côté à l'autre, et, au col de la vessie, le faisceau sphincter le porte en avant, en imprimant à l'orifice une forme transversale.

« Ainsi, la portion profonde de l'urètre, y compris la région bulbeuse, éprouve, par le fait de la contraction des muscles qui l'entourent, un aplatissement alternatif et des déviations qui le rapprochent d'un Σ (grand sigma des Grecs) dont les branches horizontales représenteraient la valvule du col et la région bulbeuse, tandis que les parties moyennes représenteraient les régions prostatiques et membraneuses. »

D'accord avec ses idées, Mercier, n'admet pas de rétrécissements spasmodiques, mais des déviations spasmodiques, dont on se rend facilement maître par l'emploi des sondes coudées. N'oublions pas que cet auteur fit ces remarques sur des hommes âgés *(Recher-*

ches sur les maladies urinaires des hommes âgés), or chez eux la prostate est volumineuse et, par suite, la direction du canal est modifiée, sans l'intervention d'une déviation spasmodique.

L'urètre serait entouré, d'après Jarjavay, d'un muscle qu'il appelle orbiculaire de l'urètre et qui, s'insérant à l'arcade pubienne et sur le corps fibro-spongieux qui part des corps caverneux, recouvre l'urètre et la prostate jusqu'à la vessie. Ses fibres contournent l'urètre. s'entre-croisent et forment un repli sur lequel viennent s'implanter les fibres du bulbo-caverneux et du transverse profond. Ce muscle est immédiatement en contact avec la couche sous-muqueuse du canal. Il comprime l'urètre, c'est à son action qu'est dû le spasme.

Thompson rassemble les fibres musculaires qui entourent la portion membraneuse de l'urètre sous le nom de muscle compresseur de l'urètre : « Je propose, dit-il, de comprendre sous ce nom la couche transver-sale des fibres situées au-dessus et au-dessous de l'urètre, et les fibres qui descendent obliquement de la symphyse, associées avec elle en même temps qu'avec les fibres circulaires internes. L'action de ce muscle est sphinctérienne. »

« Que les praticiens une fois avertis, dit Leroy d'Etiolles, observent, et ils seront conduits à admettre une contraction musculaire de l'origine de la région membraneuse, tantôt rhumatismale, tantôt symptoma-tique d'une prostatite, produisant un trouble dans l'émission de l'urine et une difficulté passagère pour le cathétérisme, sans rétrécissement organique.

En 1836, Laugier, dans sa thèse de concours pour l'agrégation s'exprimait ainsi : « La sonde introduite dans la portion membraneuse y rencontre un obstacle variable d'un moment à l'autre, dû à la contraction des muscles du périnée. Cette contraction s'interrompt et reprend par intervalles ; puis, tout à coup, elle cesse et laisse arriver le cathéter dans la vessie, lors même qu'il est volumineux, ce qui n'empêche pas que, quelques heures après que l'instrument est retiré, les mêmes difficultés pour l'expulsion de l'urine et pour le cathétérisme se reproduisent.

Reybard, Boyer, Civiale, Chopart, Brodie, Verneuil, Richet et bien d'autres sont d'accord pour affirmer l'existence du spasme de la région membraneuse, et ne divergent d'opinion que pour en attribuer la production à tel muscle plutôt qu'à tel autre.

Pour Guyon, le spasme de l'urètre ne peut se manifester qu'à l'entrée de la portion membraneuse.

Nous croyons avoir suffisamment insisté sur l'existence, la disposition circulaire et le rôle physiologique des fibres musculaires qui entourent l'urètre membraneux pour comprendre qu'à un moment donné, sous l'influence de causes directes ou indirectes, la contraction de ces fibres devient de la contracture, c'est-à-dire entre en spasme.

Aussi ne nous arrêterons-nous pas plus longtemps à démontrer l'existence d'un fait d'observation journalière. Il n'est pas un praticien dont la sonde n'ait été arrêtée au niveau de l'urètre membraneux dans le cathétérisme du canal, et qui n'ait retrouvé la libre pratique après quelques instants d'une pression modérée, mais soutenue. Les brusques alternatives de compression et de relâchement de l'urètre à ce niveau sont bien connues. Une coarctation organique fibreuse, ayant une fois laissé passer une bougie, se laissera dilater lentement, et la durée de la dilatation pourra se compter par semaines ; mais elle n'augmentera pas en quelques heures son calibre, ou ne se resserrera point de façon à devenir infranchissable le soir pour l'instrument qui le traversait le matin. « Il n'y a qu'un spasme, a dit Verneuil, qui puisse fermer un orifice du jour au lendemain. »

S'il en était autrement, comment expliquer les cas où les chirurgiens, après des tentatives inutiles et répétées de cathétérisme, *réussissent* subitement à la suite d'une cause qui relâche les fibres musculaires convulsées ?

Comment expliquer le cas cité par Folet qui, profitant d'une syncope de son malade, arrive à le sonder avec une petite sonde d'argent, après quarante-huit heures de vains efforts de cathétérisme avec une bougie fine ?

Comment expliquer l'action du chloroforme dans les faits observés par Phillips *(Traité des maladies des organes génito-urinaires)*, par Sédillot *(Gazette médicale, 1854)*, par Robert *(Conférence de clinique chirurgicale 1860)*, qui parvint à sonder, sous anesthésie, un malade chez qui, pendant plusieurs mois, le cathétérisme avait été absolument impossible ?

Dire maintenant quels sont les muscles qui sont contracturés dans le spasme de l'urètre est une chose fort difficile. Thompson attribue cette contracture au compresseur de l'urètre ; Spire, Gosselin, etc. au muscle de Wilson ; Cruveilher au transverse profond ; Jarjavay, à l'orbiculaire de l'urètre. Prendrons-nous parti pour tel ou tel auteur ? Non, parce que la disposition exacte des muscles sphinctériens de l'urètre — quand ce n'est pas le nom — varie avec chaque anatomiste.

Ce qui paraît bien certain aujourd'hui, c'est qu'il existe non seulement autour de la portion membraneuse de l'urètre, mais s'étendant jusque dans la portion prostatique, une tunique musculaire striée, très importante, d'épaisseur maxima autour de la portion membraneuse, et constituant le sphincter urétral proprement dit. A ce sphincter urétral, faisant partie de l'urètre même, est surajouté un autre sphincter strié, sphincter *péri-urétral*, constitué par les muscles dénommés différemment suivant les auteurs (muscle de Guthrie, transverse profond, ischio-urétral, muscle de Wilson, pour ceux qui croient à son existence, etc.). C'est ce double sphincter qui a, dit-on, fonction de fermer l'urètre postérieur, quand la vessie est distendue au point de commencer ses contractions et de faire naître le besoin d'uriner ; à ce moment il vient renforcer le sphincter lisse du col vésical, qui n'a, lui, qu'une résistance très limitée. C'est le *tonus* de ce sphincter qui arrête un moment la sonde au moment où elle va pénétrer dans l'urètre profond ; c'est son *spasme* qui peut, dans certains cas pathologiques, arrêter complètement ce cathéter, et qui, lorsqu'il existe à l'état permanent ou trop aisément renouvelé, entretenu qu'il est par une cause générale ou locale, amène des troubles sérieux de la miction elle-même (Rochet, *Archives provinciales de chirurgie*, p. 317).

CHAPITRE III

DU SPASME DU COL DE LA VESSIE

Chaque anatomiste donne une description particulière des fibres musculaires situées au voisinage de l'orifice urétro-vésical et du canal prostatique, se fait une conception à part du col de la vessie, et les auteurs qui se sont occupés des maladies des voies urinaires n'interprètent pas tous de la même façon l'obstruction que rencontre quelquefois la sonde à ce niveau avant de pénétrer dans la vessie.

Winslow donne le nom de sphincter vésical à des fibres qui, venues du pubis, embrassent latéralement l'orifice vésical.

Amussat a démontré un véritable sphincter de la vessie, qui se trouve immédiatement au-dessus de la fossette de la prostate.

Lallemand a rencontré du spasme dans les catarrhes chroniques de la vessie et de la prostrate. Ce spasme a lieu au col de la vessie. « Celui-ci, dit-il, se resserre au-devant de l'instrument, et quand on presse dessus il s'enfonce du côté de la vessie, en sorte qu'il semble qu'on y ait pénétré, mais, dès qu'on cesse de presser, le col reprend sa place et la sonde ressort en partie du canal. Il suffit alors d'attendre en laissant la sonde en place, et au bout de peu de temps le col s'ouvre de lui-même, il embrasse la sonde et semble l'attirer dans la vessie par une espèce de succion accompagnée de mouvements saccadés. »

Nous ne nous arrêterons pas à discuter cette théorie, car le col vésical ne possède pas une mobilité telle qu'il puisse s'invaginer dans la vessie ; retenons-en seulement ce fait, c'est que Lallemand, dans le cathétérisme de l'urètre, a été arrêté au niveau du col de la vessie par une barrière qui a cédé à une douce pression.

Giniez considère que la contracture du col de la vessie apporte le plus grand obstacle à la lithotritie,

D'après Mercier, le sphincter du col vésical n'est pas circulaire, il est principalement constitué par des fibres musculaires qui, embrassant le bord postérieur de l'orifice dans leur concavité, vont se jeter par leurs extrémités dans la paroi antérieure de la vessie. Il en résulte que l'occlusion de cet orifice se fait par une traction de son bord postérieur en avant, c'est-à-dire par la formation d'une sorte de valvule, de soupape, adhérente en arrière et sur les côtés et s'avançant au-dessus du bord antérieur.

Un autre ordre de fibres l'ouvre, et c'est de la contraction et du relâchement alternatifs de ces deux plans de fibres que résulte la fonction régulière de la vessie. Mais survient-il au voisinage, dans la région prostatique ou dans le bas-fond de la vessie, une cause d'irritation ou d'inflammation, le spasme de ces fibres peut se produire, et, comme le plan qui ferme le col est beaucoup plus fort que celui qui l'ouvre, l'émission de l'urine se trouve empêchée tant que ce spasme dure, et, comme il cède ordinairement dans ce cas avec la cause qui l'a déterminé ou même par le seul emploi des calmants, conséquemment la dysurie est passagère.

Dubouchet, Rodrigues, Philips font mention du spasme du col vésical. L'inflammation chronique de la portion profonde de l'urètre, dit ce dernier, se complique souvent de symptômes dont le siège est au col de la vessie et dont le premier effet est une gêne dans l'émission de l'urine, et quelquefois sa rétention complète.

D'après Caudemont, la contraction du col de la vessie est un état morbide caractérisé par une contraction irrégulière et permanente des sphincters du col de la vessie.

Tillaux et son élève Sockeel dans sa thèse inaugurale décrivent, sous le nom de contracture douloureuse du col de la vessie, ce qu'on a appelé névralgie du col, cystite chronique du col, et, rapprochant cette affection de la contracture du sphincter anal, proposent comme traitement la dilatation et même l'incision.

Jarjavay estime que le sphincter vésical ne serait que l'anneau le plus postérieur du muscle orbiculaire.

Sappey admet au col un véritable sphincter épais de 5 à 6 millimètres, il considère les fibres circulaires comme la continuation de celles de la vessie.

Cruveilhier reconnaît qu'il y a là des fibres circulaires en grande quantité, mais ces fibres ne sont pas séparées les unes des autres par du tissu conjonctif et se continuent en dehors sans ligne de démarcation avec la prostate.

Thompson n'admet pas de sphincter de la vessie, malgré l'abondance des fibres circulaires à ce niveau. « Il est évident, dit-il, qu'il existe en ce point des fibres musculaires circulaires et longitudinales dans une plus grande proportion que dans aucun autre point de la vessie, mais leur disposition n'est pas celle d'un sphincter. Le sphincter se trouve dans la portion membraneuse où les fibres musculaires se sont disposées en cercle autour de l'urètre. »

Cet auteur rejette la contracture du col vésical ; pour lui, tous les obstacles qu'on a décrits au col de la vessie : barres, bourrelets, barrières urétro-vésicales, brides, valvules, sont prostatiques.

Bichat n'accordait au col de la vessie qu'une structure fibreuse.

Cadiat fait observer l'épaississement des fibres circulaires à ce niveau, et Dolbeau attire l'attention sur le sphincter de la vessie. « Plus difficile à démontrer chez l'homme que chez la femme, dit-il, il forme chez le premier un bourrelet dur qu'on distingue difficilement d'avec la prostate qui lui est contiguë. »

Broca, Giraldés conviennent de la présence de fibres transversales au niveau du col de la vessie, mais malgré leurs nombreuses recherches, ils ne sont jamais parvenus à en découvrir de circulaires.

Richet croit qu'Amussat, Sappey, Jarjavay, Dolbeau ont beaucoup exagéré l'importance de ce sphincter. « Je partage donc, dit-il, l'avis de Cruveilhier, qui dit que le vague et l'incohérence des descriptions de ce sphincter prouvent assez qu'il n'existe aucune disposition anatomique bien évidente au col de la vessie. »

Cependant, d'après Gegenbaur, dans le voisinage de l'orifice urétral les couches musculaires profondes se disposent en un muscle circulaire net, le sphincter de de la vessie.

Du col de la vessie jusqu'au ligament de Carcassonne, d'après Testut, la fermeture de l'orifice urétro-vésical est assurée par deux sphincters, dont l'un, l'interne, est formé de fibres musculaires lisses, l'autre, l'externe, de fibres musculaires striées. Ces deux sphincters, entre lesquels est intercalée la prostate qui bouleverse profondément l'ordre des anneaux musculaires, surtout dans le milieu du plan postérieur, ressemblent à deux manchons de forme cylindro-conique, emboîtés l'un dans l'autre, et placés de telle manière que la base du premier regarde la vessie, et la base du second l'aponévrose moyenne.

Envisagé au point de vue fonctionnel, le sphincter lisse agissant par sa contraction, ou simplement par sa tonicité, préside à l'occlusion de l'orifice qui fait communiquer la vessie avec l'urètre, il permet ainsi à l'urine de s'accumuler dans son réservoir naturel.

Le sphincter externe a évidemment pour but de resserrer l'urètre et. par conséquent, de comprimer les matières liquides ou solides que peut renfermer le canal. C'est lui qui bien souvent arrête la sonde dans le cathétérisme. C'est lui qui, fermant l'urètre postérieur, quand la vessie est suffisamment distendue pour faire naître le besoin d'uriner, permet à ce réservoir de se distendre encore au delà des limites fixées par la résistance du sphincter lisse.

Guyon avait émis la même opinion lorsqu'il disait :

« L'urètre profond est seul en possession d'un appareil musculaire ; de ses deux portions, l'antérieure, c'est-à-dire la partie membraneuse, se fait remarquer par la richesse de cet appareil et par la large part qui y est faite à l'élément strié. Il ne peut donc y avoir doute sur le siège du spasme. On ne peut le rencontrer que dans l'urètre postérieur, et l'observation a bien vite démontré que c'est dans sa partie antérieure qu'il se démontre avec plus d'évidence. *Il me serait pour ma part diffi-cile d'affirmer que j'aie pu ou su constater le spasme de la portion prostatique et du col de la vessie ;* tandis que je puis dire que très nombreuses sont les occasions d'en démontrer l'existence dans la région membraneuse.

« L'une des plus ordinaires est celle que vous fournissent les malades habitués à se sonder. La plupart sont d'une habileté peu commune, et cependant ils vous diront que s'ils veulent se sonder, alors qu'ils se trouvent sous l'influence d'une forte envie d'uriner, ils ne peuvent y parvenir. Si vous vérifiez le fait, vous verrez que comme eux vous êtes arrêtés à l'entrée de l'urètre profond, que vous ne pouvez qu'avec difficulté et avec douleur engager la sonde, mais que dès que cette étape est franchie, vous pénétrez aisément dans la vessie et l'urine jaillit même avant que l'instrument ait pénétré dans le réservoir. C'est un fait vraiment expérimental, ajoute cet auteur, que le chirurgien peut étudier avec la plus grande précision. Si l'on sonde un individu qui a besoin d'uriner, le liquide se précipite dès que la portion membraneuse est ouverte ; bien au contraire, lorsque le besoin d'uriner n'existe pas, ce n'est qu'après avoir complètement franchi le col que l'urine commence à s'écouler. »

Peut-il exister, dit Rochet, dans son *Traité sur la dysurie sénile*, une contraction du col vésical (ou, pour mieux préciser, de l'urètre prostatique et de son orifice urétro-vésical) isolée et indépendante de l'urètre membraneux ? L'auteur répond de la manière suivante :

« A l'état normal, d'après les données classiquement adoptées, voici ce qui se passe. Quand on introduit une sonde ou plus spécialement une sonde à boule exploratrice dans l'urètre, on sent une première résistance à l'entrée de la région membraneuse ; c'est le point d'arrêt bien connu qui correspond à l'entrée de l'urètre profond. Avec plus ou moins d'insistance suivant les cas, on arrive à le franchir, et puis c'est fini, la sonde traverse le reste de l'urètre sans peine, avec aisance, sans nouvel à-coup, jusqu'à la vessie. Donc, il n'y a qu'une réaction musculaire, qu'une défense sphinctérienne, et c'est au point signalé. Même dans les cas où l'urètre profond est contracté pathologiquement, est dit précisément « en spasme », c'est encore en ce seul point que se trouve la résistance. Donc, le spasme ne siège que dans la région membraneuse ; il n'y a pas de spasme dans la région tout à fait profonde du canal, de la région prostatique et du col proprement dit ; en tout cas, s'il existe, il n'est pas indépendant de celui de l'urètre membraneux, il en est solidaire, il est vaincu dès que le spasme membraneux est vaincu lui-même.

Mais les choses, quand on regarde de près, ne se

passent pas toujours très exactement de la sorte, même en dehors des cas pathologiques.

Lorsque l'on fait bien attention et que l'on épie soigneusement la sensation que donne la sonde à la main qui la conduit, on remarque un léger ressaut au moment où la sonde va entrer dans la vessie et quand elle a déjà parcouru l'urètre membraneux ; ce ressaut n'a rien de comparable, à l'état normal, avec celui qu'on perçoit à l'entrée de l'urètre profond, et la résistance ne ressemble en rien à celle qu'offre l'entrée du sphincter membraneux, ni comme intensité, ni comme durée. Elle est nette cependant, pour qui s'est habitué à la rechercher.

Ce fait avait déjà été observé par Guyon. Il est rare, dit-il, qu'on recueille une sensation en passant à travers l'orifice vésical de l'urètre avec une sonde à boule ; cependant, chez un certain nombre de sujets, on arrive, avec beaucoup d'attention, à percevoir la sensation de l'extrémité de l'instrument à travers un anneau qui résiste faiblement. Cette sensation, peu durable et peu prononcée, n'est jamais comparable à celle que fournit le passage de la région membraneuse.

Dans certains cas pathologiques, ajoute Rochet, cette résistance se précise bien davantage, car la légère défense qu'offre le col vésical normal au passage de l'explorateur devient de la contracture, sous l'influence des causes pathologiques irritantes qui agissent directement sur la région du col vésical ou sur les parties avoisinantes ; et alors l'arrêt physiologique presque insensible devient beaucoup plus marqué, se précise et s'isole nettement.

En résumé, la muscularité et la contracture du col vésical ont donné lieu à de nombreuses controverses entre les auteurs. Bichat n'accorde qu'une structure fibreuse au col de la vessie ; Broca et Giraldes ne trouvent que des fibres transversales à ce niveau ; Thompson n'admet pas de sphincter de la vessie, parce que les fibres longitudinales et circulaires qu'on rencontre dans cet endroit ne sont pas disposées en sphincter ; Richet partage l'avis de Cruveilhier, pour qui le vague et l'incohérence des descriptions du sphincter prouvent assez qu'il n'existe aucune disposition anatomique bien évidente au col de la vessie ; tandis qu'Amussat, Sappey, Jarjavay, Dolbeau, Cadiat, Gegenbaur et Testut affirment nettement l'existence de ce sphincter.

De plus, si l'on condense les diverses opinions des auteurs sur la muscularité des parois de l'urètre postérieur, on voit que la fermeture de l'orifice urétro-vésical est assurée par deux muscles, un muscle lisse, interne, un muscle strié, externe, entre lesquels se trouve intercalée la prostate, et s'étendant de la vessie jusqu'au ligament de Carcassonne.

Ces deux muscles sphinctériens, de forme cylindrique, sont emboîtés l'un dans l'autre et présentent à leurs extrémités supérieure et inférieure des fibres de renforcement formant bourrelets, qui sont pour ainsi dire les sphincters proprement dits du col vésical et de l'entrée de l'urètre membraneux. La sonde dans le cathétérisme perçoit toujours le second, le premier seulement quand elle est conduite par une main exercée (Rochet), ou quand on a affaire à un sujet bien musclé (Guyon).

Or, si à l'état physiologique l'observation démontre que ces anneaux musculaires sont tous naturellement contractés, il semble qu'à l'état pathologique tous peuvent se contracturer, c'est-à-dire entrer en spasme.

Cependant Guyon et les classiques ne l'admettent pas ainsi. Pour eux, le spasme urétral ne se rencontre qu'à l'entrée de l'urètre membraneux; toutefois, s'il existe dans la région prostatique et au col de la vessie proprement dit, il ne peut être perçu à ce niveau, car il est solidaire de ce dernier et il est vaincu en même temps que lui. Tous les obstacles permanents qu'on a décrits au col de la vessie : barre, bourrelets, barrières urétro-vésicales, brides, valvules, sont prostatiques ; tous les obstacles mobiles sont dus à la congestion.

A cette théorie nous objecterons qu'*a priori* nous ne comprenons pas pourquoi on refuse aux nombreuses fibres musculaires qui entourent la prostate et le col vésical le pouvoir de se contracturer, que les inflammations chroniques de la prostate sont une sollicitation continuelle pour les anneaux musculaires qui l'entourent d'entrer en spasme, que l'observation démontre qu'on peut franchir le spasme de l'urètre membraneux et être complètement arrêté par le spasme du col (obs. III), qu'enfin l'on a abusé de la congestion pour donner une explication des barrières mobiles du col vésical. Car, si rapide que puisse être une poussée congestive à apparaître ou à s'évanouir, il faut encore un certain temps pour réaliser ces congestions ou ces décongestions (Rochet).

OBSERVATION V

(Communiquée par le Dr Delore.)

Prostatite blennorragique. — Incision périnéale.
Dilatation digitale du col vésical contracturé.

Jeune homme de vingt-six ans, bonne santé habituelle.

Il y a trois mois blennorragie pour laquelle il ne prit aucun repos. Il continua son métier fort pénible, restant à cheval, en voiture, à bicyclette, etc. ., depuis 7 heures du matin jusqu'à 8 heures du soir.

Depuis quinze jours il fut obligé de s'aliter en proie à des douleurs horribles : épreintes vésicales et rectales continuelles, miction toutes les dix minutes, sensation d'un tampon dans le rectum depuis cinq à six jours, époque à laquelle les douleurs ont subi une exarcerbation. Morphinomanie.

Le malade n'est soulagé par aucun des moyens ordinaires successivement employés, et réclame à tout prix un soulagement.

Au toucher rectal, prostate très grosse, douloureuse. On sent un noyau gros comme une noix, dont la pression fait sourdre quelques grammes de pus par l'urètre.

Sous anesthésie, M. Delore pratique une incision périnéale, décolle le rectum et ouvre un foyer prostatique suppuré. Il s'écoule 10 à 15 grammes de pus.

Le doigt reconnaît un orifice urétral qui est agrandi par dilacération.

En cherchant à introduire l'index gauche dans la vessie, on reconnaît une violente contracture du col vésical, formant un anneau très difficile à franchir. L'opération est terminée par une dilatation de ce col contracturé.

Sonde à demeure par l'incision.

Les douleurs disparurent quelque temps après. Au premier pansement, pratiqué six jours après sous anesthésie, les douleurs ayant légèrement disparu, on pratiqua une seconde dilatation digitale, qui permit encore de reconnaître un certain degré de contracture, mais moins accentué que dans la première opération.

La guérison était complète un mois après.

OBSERVATION VI

(Communiquée par le Dr Tixier.)

M. X..., vingt-huit ans, contracte en 1897 une blennorragie qui, peu aiguë dans ses manifestations premières, ne guérit cependant pas malgré un traitement prolongé.

En 1899, il présente une goutte militaire typique, avec des exacerbations au moindre écart de régime ou de vie génitale. C'est pendant l'évolution d'une de ces exacerbations qu'il consulte le Dr Tixier.

On pratique alors, pendant un mois environ, de grands lavages de l'urètre au permanganate de potasse (solution 1/6000). Sous l'influence de cette antisepsie de l'urètre l'écoulement disparaît. Il ne reste plus qu'un léger écoulement matutinal et des filaments épais dans les urines.

Cet état inquiète le malade, qui, au mois d'octobre, demande un nouveau traitement de sa goutte militaire. On explore avec soin le canal, en aucun point il n'existe de rétrécissements, un explorateur à boule olivaire n° 22 ne rencontre aucune stricture. Mais cette exploration révèle une particularité curieuse. Lorsque la sonde a franchi le sphincter urétral (très perceptible), elle parcourt aisément l'urètre membraneux, puis brusquement elle est *arrêtée au niveau de l'orifice vésical.* Son contact avec les parois du canal détermine une sensation de cuisson et de chaleur assez vive. Si l'on insiste pour faire pénétrer l'instrument dans la vessie, on a brusquement la sensation de forcer l'obstacle. Ce n'est pas un ressaut semblable à celui éprouvé par la main lorsqu'elle franchit un rétrécissement, mais comme le *relâchement d'un lien élastique qui se distend.*

D'ailleurs, ce phénomène ne se produit pas à chaque cathété-risme, et ce n'est que dans le cours de l'introduction du premier cathéter qu'on le détermine. On peut immédiatement après passer très aisément d'autres sondes. De gros Béniqué sont introduits sans peine et ne déterminent jamais cette sorte de spasme.

Le toucher rectal révèle une prostate un peu volumineuse, sensible à la pression forte. Celle-ci pratiquée à plusieurs reprises (séances de massage) fait sourdre par le méat un liquide épais, blanc-jaunâtre.

M. X... n'est pas un nerveux, il ne se préoccupe même pas outre mesure de son canal, il est arthritique, rhumatisant, et atteint d'une alopécie progressive précoce.

Quelques instillations de nitrate d'argent (1/5o), après dilata-tion de l'urètre et massage de la prostate, améliorent rapidement cette urétro-prostatite chronique.

CHAPITRE IV

ÉTIOLOGIE

On peut diviser les causes capables de produire le spasme urétral en quatre groupes :

1° Causes locales.

2° Causes de voisinage.

3° Causes centrales.

4° Causes générales.

Causes locales. — Les anomalies et difformités de l'urètre, l'étroitesse congénitale ou acquise du méat, l'atrésie du prépuce et les vices de conformation qu'il peut présenter ; les plaies, les contusions internes et externes, les ruptures de l'urètre ; les inflammations urétrales ou circum-urétrales de toute nature, la blennorragie, les abcès urétraux et prostatiques, les cystites aiguës et chroniques ; la surdistension de l'urètre, la simple exploration du canal, les excès de coït, les coïts incomplets, la masturbation ; les lésions organiques, tubercules, cancers de la prostate, les polypes et végétations urétrales ; en un mot toutes les causes capables d'entretenir et de provoquer une irritation continue dans la sphère des organes urinaires peuvent amener le spasme urétral.

Les rétrécissements organiques et les calculs vésicaux sont les causes les plus fréquentes du spasme de l'urètre.

Causes de voisinage. — Les fissures à l'anus, les hémorroïdes, la constipation, les inflammations du rectum, la présence de corps étrangers, mèches, vers intestinaux ont été également signalés comme cause des spasme. Il en est de même des traumatismes et des opérations chirurgicales pratiquées dans le voisinage de l'urètre ou à distance. Ce spasme est surtout fréquent lorsque la lésion porte sur le bassin ou les membres inférieurs. Hippocrate avait déjà noté la rétention d'urine qui survient dans la luxation du fémur en avant : « Ces blessés, dit-il, sont ceux qui immédiatement souffrent le plus ; ils sont d'abord plus exposés à la rétention d'urine qu'on ne l'est dans les autres luxations, car c'est dans ce cas que la tête du fémur repose le plus près des organes importants. » Le spasme urétral peut apparaître à la suite d'une amputation de cuisse, de jambe, après la rupture d'une ankylose du genou.

Causes centrales. — Les affections du système nerveux central, le tabes en particulier, la myélite syphilitique (Lavaux) sont des causes importantes du spasme de l'urètre. Guibal (thèse de Paris, 1880) cite des cas fort intéressants de spasme d'origine centrale, c'est à son travail que je renvoie le lecteur.

Causes générales. — On a cité le froid, les excès de boisson, la goutte, le rhumatisme, les maladies infectieuses, la fièvre typhoïde par exemple (Lavaux) comme pouvant provoquer le spasme urétral.

TRAITEMENT

Le spasme étant symptomatique, le traitement variera avec la cause qui l'a engendré.

Aussi devra-t-on s'efforcer de rechercher attentivement cette cause, qui peut exister non seulement dans les organes génito-urinaires, mais encore dans les organes adjacents ou éloignés, ainsi que dans l'état général du sujet.

C'est ainsi qu'aux inflammations on opposera les bains, les sangsues, tous les antiphlogistiques en un mot;

A l'atrésie du méat, le débridement; aux brides cicatricielles, l'urétrotomie et la dilatation ;

Aux prostatites, la boutonnière périnéale et la dilatation ano-rectale.

A-t-on affaire à un malade qui n'urine plus que par regorgement, par suite d'une hypertrophie de la prostate se compliquant subitement d'une congestion intense et d'un spasme violent de l'urètre membraneux, chez lequel le cathétérisme est difficile et fort dangereux, recourons immédiatement à l'opération de Poncet, à la cystostomie sus-pubienne.

Est-il nécessaire de rappeler qu'il ne faut jamais

violenter un urètre qui présente du spasme? La fermeté chirurgicale en cette occasion, a-t-on dit, est de savoir céder à l'obstacle et au désir de vaincre quand même.

Rochet, dans les *Archives provinciales de chirurgie* (mai 1899), cite le cas d'un jeune homme atteint de rétention chronique avec périnéalgie, sans rétrécissement, sans affection prostatique, sans paralysie vésicale, chez lequel les accidents semblaient reconnaître uniquement pour cause une contracture sphinctérienne de l'urètre, d'origine probablement névropathique, chez lequel les traitements les plus divers avaient été essayés sans résultat, et chez lequel, enfin, il pratiqua la résection des nerfs honteux internes, qui animent toutes les fibres musculaires striées formant le sphincter de l'urètre, de façon à suspendre complètement le spasme urétro-périnéal. La guérison complète et durable s'ensuivit.

CONCLUSIONS

I. Des fibres musculaires lisses, circulaires et longitudinales, entourent la muqueuse de l'urètre dans toute sa longueur.

II. L'urètre, depuis le col de la vessie jusqu'au bulbe, est embrassé par deux gaines musculaires lisses et striées, entre lesquelles est intercalée la prostate, et présentant à leurs extrémités des fibres de renforcement qui constituent les sphincters proprement dits du col de la vessie, et de l'urètre membraneux.

III. L'action physiologique de tous ces anneaux musculaires peut s'exagérer dans toute la longueur de l'urètre, et présenter dans tous les points du canal un rétrécissement spasmodique dont l'action constrictive sera d'autant plus forte, toutes choses égales d'ailleurs, que les fibres musculaires contracturées seront plus abondantes à ce niveau.

IV. On pourra donc rencontrer du spasme dans la région spongieuse, dans la région membraneuse, dans la région prostatique et à l'orifice urétro-vésical, ainsi que le démontrent les observations.

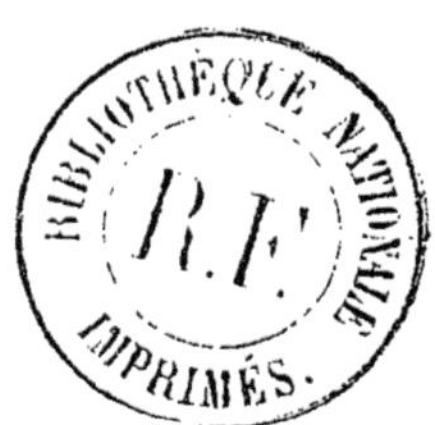

BIBLIOGRAPHIE

Civiale, Traité pratique sur les maladies des organes génito-urinaires, t. I, p. 38, 1842.

Leroy d'Etiolles, Des angusties ou rétrécissements de l'urètre, 1845.

Mercier, Mémoire sur l'anatomie, la pathologie et la thérapeutique des rétrécissements de l'urètre, 1856.

Reybard, Traité pratique des rétrécissements de l'urètre, 1853.

Rouget, th. de Paris, 1855.

Jarjavay, Recherches anatomiques sur l'urètre de l'homme, 1856.

Vidal de Cassis, Traité de pathologie interne, t. IV, p. 569, 1860.

Kölliker, Éléments d'histologie humaine, 1868.

Voillemier, Traité des maladies des voies urinaires, p. 379, 1868.

Richet, Traité pratique d'anatomie médico-chirurgicale, 1873.

Cadiat, Journal d'anatomie et de physiologie, 1877.

Boyer, Traité des maladies chirurgicales, t. IX, p. 201, 1826.

Lallemand, Maladies des organes génito-urinaires, 1825.

Velpeau, Traité de médecine opératoire, 1839.

Bérard, Gazette des hôpitaux, octobre 1841.

Rodrigues, Traité des rétrécissements de l'urètre, 1843.

Chopart, Traité des maladies des voies urinaires, 1821.

Mercier, Gazette médicale, 1845.

Sedillot, Gazette médicale, 1854.

Thompson, Traité pratique d'anatomie méd. chirurg., 1874.

Cruveilhier et Marc Sée, Traité d'anatomie descriptive.

Sappey, Traité d'anatomie.

Giniez, thèse d'agrégation. Paris, 1829.

Amussat, du Spasme de l'urètre (Gaz. méd., 1836).

Brodie, Leçons sur les maladies des organes urinaires, 1845.

Segalas, Traité de la rétention d'urine, 1828.

Sockeel, th. de Paris, 1874.

Lisfranc, th. d'agrégation, 1824.

Laugier, th. d'agrégation, 1836.

Gosselin, Archives gén. de méd., 4e série, t. VII, p. 175.

Dubouchet, Maladie des voies urinaires, 1851.

Malgaigne, Traité d'anatomie chirurgicale, 1859.

Home, On strictures in the urethra, 1865.

Dolbeau, Leçons de clinique chirurgicale, 1867.

De Landetta, th. de Paris, 1867.

Folet, Archives gén. de méd., 6e série, t. IX, 1867.

Reliquet, Leçons sur les maladies des voies urinaires, réunies et publiées par Guépin, 1895.

Lavaux, Manuel de pathologie des voies urinaires, 1893.

Rochet, Traité de la dysurie sénile, 1899.

Guibal, th. d'agrégation, 1880.

Spire, th. d'agrégation, 1878.

Miquet, l'Appareil urinaire chez l'adulte et le vieillard, 1894.

Guépin, Progrès médical, 1893.

Delbet, Quelques recherches anatomiques et expérimentales sur la vessie et l'urètre. (Annales des maladies des organes génito-urinaires, 1892.)

Tillaux, Traité de chirurgie clinique.

Duplay et Reclus, Traité de chirurgie, 1900.

Guyon, Leçons cliniques sur les maladies des voies urinaires.
Fort, Atlas d'anatomie chirurgicale.
Baunis et Bouchard, Nouveaux Eléments d'anatomie descriptive.
Gegenbaur, Traité d'anatomie.
Poulet et Sarazin, Traité d'anatomie topographique.
Pousson, Affections chirurgicales des organes génito-urinaires.
Testut, Traité d'anatomie humaine.

TABLE

Lyon. — Imp. A. Rey 4, rue Gentil 23811.

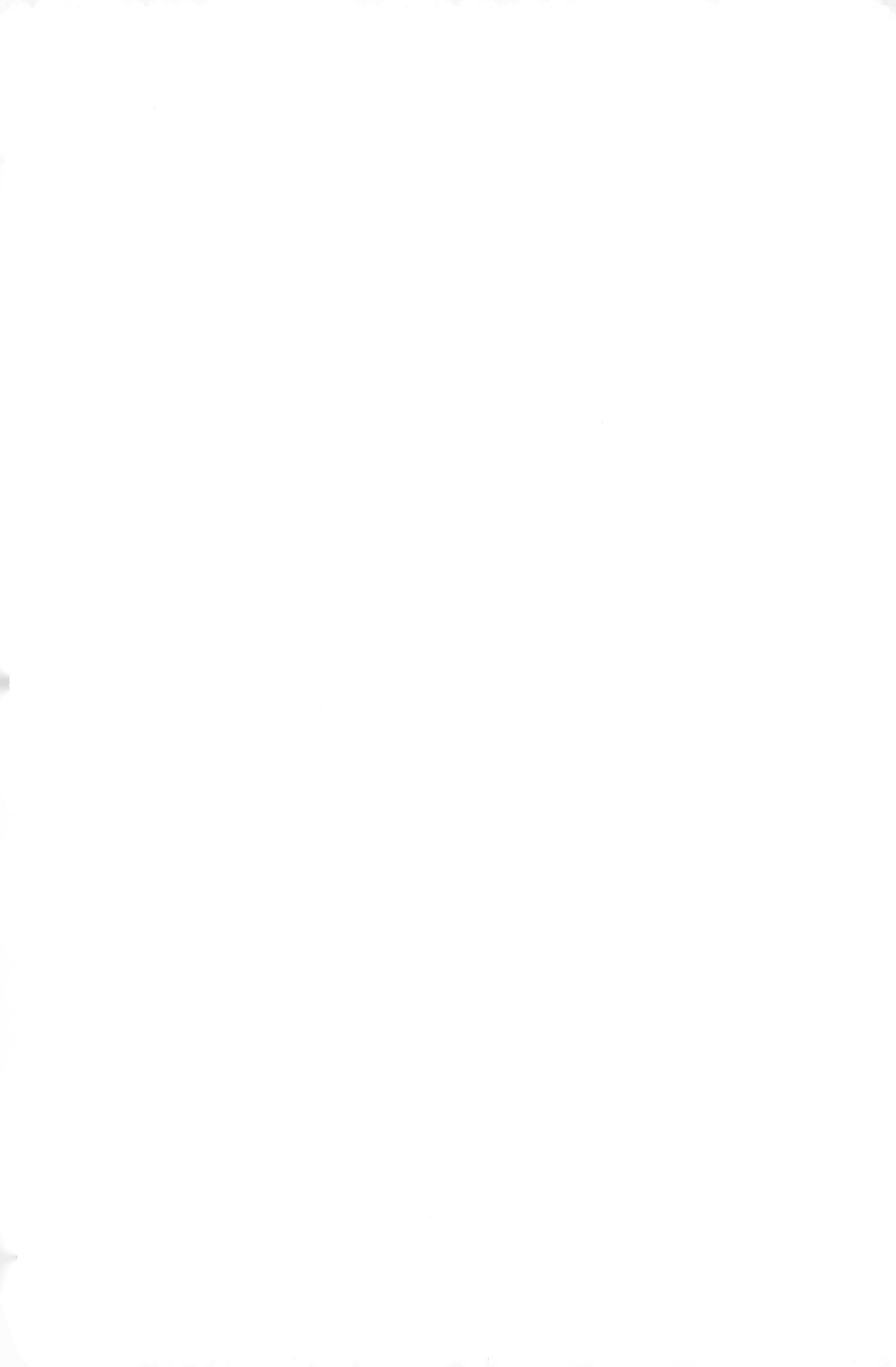

www.ingramcontent.com/pod-product-compliance
Ingram Content Group UK Ltd.
Pitfield, Milton Keynes, MK11 3LW, UK
UKHW021451090726
13657UKWH00003B/1340